Dr. Klinkenfeldt's Guide

to losing weight

by Dr. Klinkenfeldt

Cover art by: Ágúst Bjarklind

Published by: Oz Om Books

Eat less.

Move More.

Eat less.

Move More.

Eat less.

Move More.

Eat less.

Move More.

Eat less.

Move More.

Eat less.

Move More.

Eat less.

Move More.

Eat less.

Move More.

Eat less.

Move More.

Eat less.

Move More.

Eat less.

Move More.

Eat less.

Move More.

Eat less.

Move More.

Eat less.

Move More.

Eat less.

Move More.

Eat less.

Move More.

Eat less.

Move More.

Eat less.

Move More.

Eat less.

Move More.

Eat less.

Move More.

Eat less.

Move More.

Eat less.

Move More.

Eat less.

Move More.

Eat less.

Move More.

Eat less.

Move More.

Eat less.

Move More.

Eat less.

Move More.

Eat less.

Move More.

Eat less.

Move More.

Eat less.

Move More.

Eat less.

Move More.

Eat less.

Move More.

Eat less.

Move More.

Eat less.

Move More.

Eat less.

Move More.

Eat less.

Move More.

Eat less.

Move More.

Eat less.

Move More.

Eat less.

Move More.

Eat less.

Move More.

Eat less.

Move More.

Eat less.

Move More.

Eat less.

Move More.

Eat less.

Move More.

Eat less.

Move More.

Eat less.

Move More.

Eat less.

Move More.

Eat less.

Move More.

Eat less.

Move More.

Eat less.

Move More.